AF500468

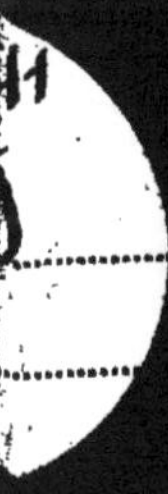

HYGIÈNE ABRÉGÉE.

LE NORMANT FILS, IMPRIMEUR DU ROI,
Rue de Seine, n° 8, F. S. G.

HYGIÈNE

ABRÉGÉE,

OU

PRÉCEPTES GÉNÉRAUX

POUR CONSERVER LA SANTÉ

ET PROLONGER LA VIE;

PAR AUDIN-ROUVIÈRE,

Médeciu-Consultant, ancien Professeur d'Hygiène au Lycée de Paris,
Membre du Bureau des Consultations médicales.

Deuxième Edition.

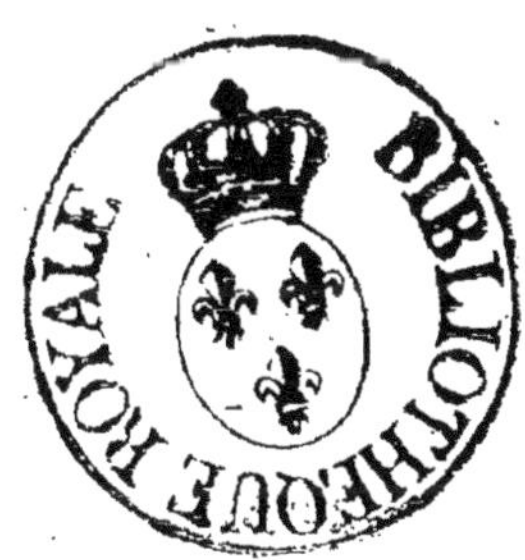

PARIS.

CHEZ PONTHIEU ET CIE, PALAIS-ROYAL.

1827.

HYGIÈNE ABRÉGÉE,

OU

PRÉCEPTES GÉNÉRAUX

POUR CONSERVER LA SANTÉ

ET PROLONGER LA VIE.

De tout temps et chez tous les peuples, dans l'état de nature, comme dans l'ordre social, le premier besoin de l'homme fut de prolonger son existence; l'instinct de sa conservation le fit sentir au sauvage avant que la réflexion le révélât à l'homme civilisé. On devrait donc faire de l'hygiène une étude approfondie, puisqu'elle est essentiellement conservatrice.

Il ne faut pas la confondre avec la médecine curative : celle-ci, occupée de rappeler la santé, n'examine presque jamais assez si les moyens qu'elle emploie ne fatiguent pas l'organisme, si les ressorts qu'elle remet en jeu ne céderont pas bientôt à l'extrême tension qu'elle leur donne.

L'hygiène, au contraire, toujours compagne fidèle

de la nature, ne cherche qu'à favoriser sa marche, en assurant ses pas. Elle sait qu'un degré de force trop considérable peut, aussi bien qu'un épuisement total, précipiter le cours de la vie; sa pratique sûre et sans danger doit donc l'emporter sur la médecine curative qui nous livre à plus d'un hasard.

L'état de santé est le premier bien de l'homme: quels trésors pourraient nous dédommager de sa perte? Quelle vie que celle qui s'écoule dans les angoisses et dans les douleurs! de quelle utilité l'homme malade peut-il être à ses semblables, à son épouse, à ses enfans! quels services peut-il rendre à son prince et à sa patrie! quelles entreprises peut-il tenter? quelles palmes peut-il essayer de cueillir! L'insensibilité du cercueil est préférable au lit de douleur sur lequel languissent tant de malheureuses victimes des infirmités humaines.

Rien n'est donc préférable à la santé, mais pour la conserver ou la recouvrer, n'écoutons que la nature: reconnaissons que nos maux sont presque toujours notre ouvrage, et qu'il nous serait facile de les éviter. Il suffirait, pour y parvenir, de bien se connaître soi-même, d'étudier nos points de contact avec tout ce qui nous environne, de calculer l'effet des alimens et des boissons, l'influence de l'air que nous respirons, et celle de ses divers états de chaleur et de froidure, de sécheresse et d'humidité, de pureté et de corruption; d'observer avec soin tous les rapports des objets physiques et moraux, des sécrétions et des excrétions, du travail et du repos, des peines et des plaisirs, du calme de l'âme et des passions qui trop souvent l'agitent. Cette science pratique, c'est l'hygiène. Nous allons en développer quelques principes.

Hygiène, instrument de morale! hygiène, *sage gouvernement de la vie*, tu devrais être l'objet constant des méditations de l'homme, des veilles studieuses du savant; cependant l'indifférence te dédaigne. Ah! nous n'avons pas du moins ce reproche à nous faire! jeune encore, professeur au Lycée de Paris [1], tu étais l'objet de nos études, et aujourd'hui que l'âge et l'expérience ont étendu le cercle de nos idées, nous te consacrons encore nos derniers travaux.

MAXIMES APHORISTIQUES.

L'hygiène est une partie importante de la philosophie pratique. Sans l'observation de ses préceptes, la durée de la vie s'abrège.

1 Le cadre de cette brochure ne nous a permis de présenter au lecteur qu'une analyse succincte de notre cours d'hygiène, destiné à un public non médical. Ce ne peut être que dans des consultations orales ou par écrit que nous pouvons transmettre des détails qui intéressent la conservation de la santé, et qui peuvent être applicables à tel ou tel individu.

ooooooooo

Le premier auteur de la science hygiénique est Hippocrate. Quatre siècles après lui, Celse vint, qui donna seulement un meilleur ordre aux matériaux laissés par ce grand maître. Galien, les Arabes, l'école de Salerne, et les savans du moyen âge, n'ont fait que répéter Hippocrate, avec sa simplicité de moins, et des subtilités de plus.

ooooooooo

L'homme n'est ni un point isolé dans l'espace, ni un être indépendant de tout ce qui l'environne : il faut l'étudier dans les localités qu'il habite, dans les fluides qui l'entourent et le pressent, dans sa profession, dans sa position sociale, dans les amis qu'il fréquente, dans les habitudes qu'il s'est créées et qui lui donnent chaque jour une nouvelle existence.

ooooooooo

Chaque âge a des conditions et des différences qui lui sont inhérentes; en les parcourant l'homme change de proportions, non seulement dans sa stature, mais encore dans les rapports mutuels des systèmes organiques, dans le développement des organes et des viscères, dans l'importance et l'activité de leurs fonctions, dans le caractère et l'abondance des produits qui en résultent, par conséquent dans tout ce qui constitue les indices sur lesquels on juge de la différence des tempéramens.

⊗⊗⊗⊗⊗⊗⊗⊗⊗

L'homme est un être double : il est moral, il est physique. Il se porte bien tant que l'harmonie règne entre ses deux existences. Le dérangement de l'une entraîne presque toujours celui de l'autre.

⊗⊗⊗⊗⊗⊗⊗⊗⊗

Ainsi que le cours de l'année, l'homme a ses quatre saisons. Dans son printemps, il y a surabondance, et dans son hiver il y a privation; dans l'un il commence, il n'est pas complet; dans l'autre il finit, il y a pénurie, et dans tous les deux il exige les mêmes ménagemens et la même surveillance.

⊗⊗⊗⊗⊗⊗⊗⊗⊗

Aux deux extrémités de la vie, l'homme est chancelant et faible. Prodiguez-lui des consolations et des distractions : la vieillesse en a surtout besoin ; elle a plus que l'enfance, le souvenir. La femme soutient et guide les premiers pas de l'homme ; au terme de la course, on retrouve encore les soins tendres et délicats d'une femme.

⊗⊗⊗⊗⊗⊗⊗⊗⊗

La loi stricte et précise du besoin n'est pas faite pour ceux qui jouissent d'une santé robuste, mais pour ceux qui sont dans la nécessité de veiller avec une attention rigoureuse sur eux-mêmes.

●●●●●●●●●

Donnez de l'air à vos demeures : ne les encombrez pas d'habitans. Occupez, même en été, des chambres à cheminée, afin que l'air y circule avec plus de force et de liberté. Préférez un appartement au midi. Que les plafonds en soient élevés.

●●●●●●●●●

Habitez de préférence le voisinage des jardins et des bois. Les plantes, en s'emparant des gaz délétères, sont le plus utile épurateur que l'homme doive aux bienfaits de la nature.

●●●●●●●●●

Ne dormez pas au milieu des parfums, ne gardez jamais des fleurs dans vos appartemens : les odeurs fortes asphyxient ; sous ce rapport il aurait eu raison, le Sybarite de Montesquieu, dont l'épiderme trop délicat était blessé par une feuille de rose.

●●●●●●●●●

Mettez une règle invariable dans les heures de vos repas; et prenez toujours une mesure à peu près égale d'alimens. Barthole, jusqu'à un âge très-avancé, jouit d'une santé robuste, *en pesant chaque jour ses alimens.* Galien fut toujours bien portant parce qu'il fut sobre. Voltaire, qui poussa si loin une vieillesse féconde en chefs-d'œuvre, était valétudinaire au berceau. Voltaire vécut sobre et réglé.

ooooooooo

Si vous saviez, laborieux artisans, combien votre appétit, provoqué par l'exercice, combien la tonicité de votre estomac, dont rien ne dérange les fonctions, et l'heureuse habitude que vous avez contractée de la frugalité, sont préférables aux goûts blasés du riche et du voluptueux, vous ne formeriez jamais le désir de vous asseoir à leur table. Ces hommes que vous croyez si heureux forment un désir bien plus raisonnable, ils ambitionnent votre appétit et vos faciles digestions.

ooooooooo

L'ordre dans le repas est la base du régime diététique; gardez-vous de le changer : les mets salés et épicés conviennent mieux au commencement du repas. Le dessert n'est pas à sa place; les fruits tempèrent et rafraîchissent; il faut les manger isolément. La soupe nourrissante ne devrait être mangée que le soir ou le matin, jamais avant les grands dîners. Privez-vous des entremets sucrés.

⊖⊖⊖⊖⊖⊖⊖⊖⊖

Toutes les fois que l'estomac est chargé, que la bouche est pâteuse, que la bile ne coule pas, que des accès d'hypocondrie vous surprennent, que la tête éprouve des vertiges, que des palpitations de cœur se manifestent, n'hésitez pas, employez notre méthode. Plus vous tiendrez votre estomac libre, moins vous serez sujets aux maladies.

⊖⊖⊖⊖⊖⊖⊖⊖⊖

Le sucre[1] est nourrissant, mucilagineux; il n'est pas dissolvant. L'eau pure et fraîche convient à tous les âges, à toutes les constitutions : « *Bois de l'eau*, » dit le célèbre Dubois aux jeunes gens qui le con- » sultent; *bois de l'eau*, te dis-je! » Dumoulin, le *Dubois médical* de son temps, s'écriait en mourant : « Je laisse deux grands médecins après moi, *la diète* » *et l'eau.* »

1 C'est une erreur vulgaire de croire que le sucre est un sel dissolvant; il nourrit, il adoucit. Ainsi un verre d'eau sucrée après les grands repas n'est pas préférable à l'eau pure qui donne du ton à l'estomac, et de là à tout l'organisme. L'eau aide à la digestion, dissout les matières excrémentielles. Les buveurs d'eau mangent beaucoup, digèrent bien, et parviennent à la vieillesse. C'est encore une erreur commune que celle des personnes qui enlèvent au café ses principes amers et aromatiques en y ajoutant une grande quantité de sucre, c'est comme s'ils buvaient un verre de sirop.

N'épargnez rien pour que vos boissons soient sans aucun mélange. Les poisons signalés par Orfila ne sont pas ceux qui font le plus de victimes. La mauvaise qualité des alimens et des boissons, ainsi que l'intempérance, sont les sources les plus fécondes des maladies. Variez vos mets, variez vos boissons, rien d'exclusif dans les substances alimentaires. L'estomac est capricieux, il ne s'accommoderait pas d'une nourriture constamment uniforme[1].

La différence la plus importante entre les temps modernes et les temps anciens, pour l'usage des boissons, est dans l'emploi des liqueurs spiritueuses, inconnues avant le moyen-âge. La distillation est, selon nous, le plus funeste présent que la chimie ait fait à l'espèce humaine.

L'usage du thé et du café est utile relativement.

1 Le *Journal des Débats* du 23 août 1826 nous paraît avoir mal interprété cet aphorisme. Si nous avons dit : *Variez vos mets, variez vos boissons, rien d'exclusif dans les substances alimentaires; l'estomac est capricieux*, etc. etc. Ces paroles ne contredisent nullement notre aphorisme où il n'est question en effet que de l'heure des repas et d'une nourriture à peu près égale. Quant à Barthole, nous n'avons dit que ce qui est mentionné dans sa vie.

L'une ou l'autre de ces boissons peut remplacer, dans leurs effets moraux, les liquides vineux, sans avoir les mêmes inconvéniens pour les organes.

ooooooooo

Un grand nombre de personnes ont l'habitude, pour favoriser les fonctions digestives, de prendre du thé et du café. La première de ces boissons a une manière particulière d'exciter, dont l'effet ne se fait bien sentir que quelques heures après le repas. Quant au café [1], liqueur amère et aromatique, sa faculté stimulante est bien connue : personne n'ignore que son infusion, prise peu de temps après l'alimentation, développe l'activité du système digestif, et donne à l'âme un surcroît d'énergie qui favorise toutes les opérations de l'esprit : aussi est-il recherché des gens de lettres et des artistes.

ooooooooo

L'homme qui abuse est cacochyme à vingt ans ; il est vieux à trente. A soixante ans l'homme sage et modéré jouit encore des bienfaits de l'existence.

1 Tissot, en parlant du café, emploie ces expressions d'un homme de lettres : *Le café tue en caressant*. Mme de Sévigné avoit cru devoir prédire que *Racine passerait comme le café*. La nature et le bon goût ont donné de beaux démentis au médecin de Lausanne et à la muse du style épistolaire. Voltaire a vécu caressé par le café et la gloire; le café a triomphé comme Voltaire, qu'il avait inspiré tant de fois.

Pour l'adolescent et pour le vieillard, l'amour est une sirène qui charme et nuit à ceux qu'elle subjugue : l'un a besoin de toutes ses forces pour croître, l'autre pour se conserver ; l'offrande qu'ils apportent sur l'autel de Vénus, ils l'ont ravie à celui d'Hygie.

L'âge viril n'est pas fait pour la solitude : la continence n'est pas dans la nature ; la débauche du célibat énerve ses forces ; un mariage bien assorti les maintient et les accroît.

Isolés l'un de l'autre, l'homme et la femme ne retrouvent plus que les désavantages attachés à leur constitution respective. La force de l'homme devient égoïsme ; la sensibilité de la femme égarement.

L'âge modifie tous les organes, modifions aussi nos habitudes et nos désirs. Hommes de soixante ans, femmes de cinquante, le médecin ne doit point vous flatter ; permettez qu'il vous répète : la santé, la santé avant tout ! le reste en ce monde est une chimère.

⊗⊗⊗⊗⊗⊗⊗⊗⊗

Secondez la marche de la nature ; aidez le développement de ses plus précieuses facultés : qu'une nourriture saine et abondante, un exercice fort et soutenu, des jeux, des danses, des courses à la campagne, facilitent le passage de l'enfance à la puberté.

⊗⊗⊗⊗⊗⊗⊗⊗⊗

Environnez de bonheur ces jours consacrés à de si douces mais si passagères illusions, à de si charmans prestiges et à tant d'espérances trop souvent illusoires ; diminuez par les mouvemens physiques les vives agitations morales. La danse est souvent un moyen efficace. Ce n'est pas sans raison qu'on se plaît dans cet exercice à la fin de l'hiver, à cette époque où il est presque toujours nécessaire de rappeler la transpiration, et d'accélérer la circulation des fluides.

⊗⊗⊗⊗⊗⊗⊗⊗⊗

Mères, nourrissez vos enfans. Combien de femmes sont punies d'avoir méconnu à cet égard les lois de la nature, dédaigné les avis des médecins et les conseils de Rousseau !

⊗⊗⊗⊗⊗⊗⊗⊗⊗

Quel beau rôle est réservé à la femme dans l'ordre social, comme épouse, comme mère, comme consolatrice de toutes les infortunes! Nous avons dit que le plaisir était quelquefois un remède; nous pourrions bien plus le dire encore de la bienfaisance et de la vertu.

⚬⚬⚬⚬⚬⚬⚬⚬⚬

Auprès d'un malade, la femme est un second médecin. Ce dernier cherche à seconder la nature : la femme le console par la douceur de ses paroles et par ses soins ingénieux.

⚬⚬⚬⚬⚬⚬⚬⚬⚬

L'homme peut embrasser tous les genres de vie, peut s'imposer impunément toutes les privations; mais dans la conformation de la femme, la nature, essentiellement conservatrice des espèces, a eu un but tellement déterminé, que, sans de grands dangers, elle ne peut s'y soustraire.

⚬⚬⚬⚬⚬⚬⚬⚬⚬

Ce n'est pas impunément que la femme se lie par des vœux téméraires; ce n'est pas impunément surtout que, par des études trop profondes, elle concentre sa vie dans la tête. Des maladies cruelles l'en punissent : la femme est destinée par la nature à devenir épouse et mère.

Les destinées de l'un et de l'autre sexe sont les conséquences de leur constitution physique. Ces différences entre les hommes et les femmes, sous le rapport de la santé, indiquent sur quels principes doit être fondée la direction de leur éducation physique, intellectuelle et morale. Ces différences ne sont pas moins saillantes, si on les observe dans les maladies les plus familières à l'un et à l'autre sexe.

Plus faible que l'homme, en général, la femme doit s'observer davantage : tous les excès pour elle peuvent être plus dangereux.

C'est au relâchement de son tissu cellulaire que la femme doit la blancheur et la douceur de son teint et la beauté de ses formes. Ce relâchement lui apprend combien elle devrait craindre l'influence des saisons, les variations de l'atmosphère; et pourtant elle s'y expose avec une imprudence qui tient du délire.

Un auteur ingénieux fait successivement promener l'âme dans toutes les parties du corps : aux enfans il la place dans les jambes, dans la tête aux savans, dans l'estomac aux gourmands, aux amans dans le cœur. Osons le dire : l'âme de la femme est tout entière dans chacun de ses organes.

ooooooooo

L'homme sait faire un plan avec plus de sagesse et ordonner avec plus de fermeté; la femme a la conception prompte, l'imitation facile, l'imagination active, mais l'attention fugitive : l'homme approfondit davantage et juge plus solidement.

ooooooooo

L'homme gouvernera plus sûrement un Empire; mais la femme dirigera avec plus de tact et d'intelligence un ménage et des enfans. L'énergie est l'apanage de l'homme; la grâce est celui de sa compagne.

ooooooooo

Dans les enfans, l'accroissement est le but exclusif de la nature : ce sont les organes de la nutrition, ce sont les voies digestives qui doivent occuper toute votre attention. C'est par des toniques qu'il faut presque toujours augmenter l'action des glandes et des vaisseaux lymphatiques. (*Voyez* le chapitre VIII sur les maladies des enfans, consigné dans la neuvième édition de *la Médecine sans le Medecin*, ou *Manuel de Santé*.)

Le berceau de l'enfant réclame toute votre sollicitude ; mères, rappelez-vous sans cesse que de votre conduite, de vos soins doit dépendre l'existence future de l'être à qui déjà vous avez donné la vie.

Plus les enfans sont près de leur naissance, moins leurs différences constitutionnelles sont apparentes. Chez eux le système lymphatique prédomine généralement sur tous les autres systèmes vasculaires, et c'est surtout dans le tissu cellulaire que cette prédominance est très-marquée : la masse des liquides est aussi en grande proportion relativement aux solides.

Faites respirer un air pur à vos enfans ; ne les emprisonnez pas dans des maillots étroits qui compriment si douloureusement leurs membres délicats : craignez encore de procurer à leurs organes un développement trop hâtif; il produirait sur eux l'effet que la sève opère sur les fleurs qui, naissant avant le temps, ne sont qu'éphémères, inodores et décolorées.

Gardez-vous d'assujettir vos enfans à des

études prématurées, et à des occupations trop sédentaires. La première étude est d'assurer leur existence, la première occupation de fortifier le physique. La santé est d'une nécessité absolue, le latin et le grec ne sont que des nécessités relatives. Un peu moins de latin, un peu moins de grec, mais un peu plus de santé.

Les sciences ne s'acquièrent qu'aux dépens de la santé. Ne regardez donc pas comme accessoires les soins hygiéniques que vous devez prendre pour les cultiver avec succès, et conserver la santé, si nécessaire au bien-être de la vie [1]. Sachez que l'éducation physique influe sur l'éducation morale, que le travail trop prolongé, les sévérités inutiles, les punitions révoltantes, flétrissent pour toujours les enfans que vous rendez ineptes, croyant en faire des savans.

1 L'enfance, dit l'auteur de l'excellent ouvrage de l'*Essai sur l'emploi du temps*, n'est point, comme on l'a souvent répété, l'époque la plus heureuse de la vie. Elle est exempte, il est vrai, des inquiétudes, des embarras et des chagrins qui poursuivent l'homme dans les autres périodes de l'existence; mais elle n'a une certaine conscience d'elle-même que pour sentir sa dépendance et sa faiblesse; elle est une sorte de végétation, et, pour ainsi dire, de vie passive et négative. L'homme, en général, est beaucoup plus heureux dans l'âge mûr, car alors nous pouvons jouir de l'entier développement de nos facultés : nous avons par conséquent plus de moyens et d'instrumens de conservation et de félicité. Mais la jeunesse paraît être évidemment l'époque la plus favorable au bonheur. Le corps a plus de vigueur et de force; l'esprit plus de nerf et d'activité; l'âme plus de chaleur et d'énergie, plus de générosité et de noblesse; la vie enfin offre plus d'avenir et d'espérance.

Vainement on voudrait proscrire le mode de l'enseignement mutuel. Interrogez ces jeunes élèves dont l'instruction rapide ne leur a pas coûté une seule larme, et vous serez étonnés de les voir réunir à la noblesse de l'âme, aux qualités du cœur, la vigueur du corps et le développement des facultés intellectuelles. Tout le secret consiste à exciter l'esprit en fortifiant leur tempérament par un exercice modéré et d'agréables distractions.

La nature, en imposant aux femmes les grandes et pénibles fonctions de la maternité et de l'allaitement, semble avoir voulu dispenser les jeunes filles de la fatigue des choses abstraites, d'études sévères, d'occupations sérieuses qui n'exercent la mémoire qu'au dépens du jugement.

Rappelez-vous, institutrices, que vous devez former des mères de famille, et que peu de femmes savantes embellissent les jours de leur époux et de leurs enfans.

L'instruction ne doit commencer qu'à huit ans : elle doit durer jusqu'à vingt : c'est alors que finit l'éducation des maîtres, et que doit commencer l'éducation du monde. La violence que la première fait subir à la nature, n'en triomphe jamais qu'imparfaitement.

ooooooooo

Si la discipline austère paralyse, par la crainte et la terreur, le développement de vos jeunes élèves; si vous accablez leur adolescence de sévérités toujours renaissantes, vous verrez bientôt se faner les roses de leur teint. Pour leur conserver une santé forte, un esprit libre, l'humeur enjouée, toujours égale, un heureux caractère, ne mettez pas en oubli nos principes hygiéniques sur l'éducation physique et morale des jeunes personnes[1]: la santé est le premier des biens; nous la préférons à la beauté.

ooooooooo

Les enfans n'ont ni passé ni avenir; mais, plus heureux que nous, ils jouissent du présent. Ne pressez pas le développement de leurs facultés intellectuelles; redoutez d'en faire des *prodiges;* les *phénomènes* de dix ans sont presque toujours des hommes médiocres à vingt, et des êtres stupides à quarante ans.

1 Nous recommandons le pensionnat de demoiselles, rue des Batailles, nº 17, à Chaillot, dirigé par madame Grand-Champ. C'est dans cette maison, située en bon air, qu'une éducation physique et morale bien entendue concourt si utilement à la santé des jeunes élèves.

Ayez pour les vieillards les mêmes soins que pour l'enfant lui-même; prodiguez des égards, des attentions à la vieillesse de celui qui a tout prodigué à votre enfance.

Les plantes ne croissent pas sous toutes les latitudes; le castor ne vit que dans les marais; l'isard sur les sommets escarpés; l'homme seul se multiplie sous toutes les zones: mais son tempérament change avec les lieux : pour certaines maladies, il n'est qu'un seul remède, le changement de localités.

Dans les hauts lieux l'âme a plus d'action et d'énergie, le corps plus de force et plus d'élasticité. L'air vif et raréfié qu'on respire sur les montagnes convient aux personnes robustes.

Vous, que l'amour de la science, le désir de raffermir une santé chancelante, ou le besoin de sensations nouvelles amènent sur les montagnes, hâtez-vous d'adopter les coutumes, et, si vous le pouvez, les mœurs pures et patriarcales de ceux qui les habitent.

Une atmosphère chargée de vapeurs malfaisantes est souvent mortelle : elle l'est surtout dans les pays desséchés par un soleil brûlant : que de Français ont été en Italie les victimes de leur mépris pour le redoutable *cattiva aria !* Contre ce fléau il n'est qu'un remède, la fuite.

On peut mépriser les conseils d'un homme : il ne faut jamais dédaigner ce qu'a adopté une nation entière. Prenez le manteau en Espagne, car il est vrai le proverbe qui dit : *les coups d'air en tuent plus que les coups de canon.*

Nul doute que les formes du gouvernement [1] n'influent sur la santé des individus ; que l'Anglais, fier et provocateur, n'ait un autre tempérament que l'Egyptien tremblant sous la verge du pacha. Hip-

1 Indépendamment de l'influence qu'exercent les différences des constitutions, des saisons, des localités, des habitudes, des âges, des sexes, etc., sur la prolongation de notre existence, serait-ce un sophisme que de prétendre que le mode des gouvernemens ne lui est pas étranger ? Cependant le calme des monarchies et la verge de fer du despotisme doivent agir d'une manière contraire, sur le moral comme sur le physique de l'homme, et produire des effets bien différens.

Il est hardi sans doute de répondre à cette grande question : Quel serait le gouvernement le plus convenable à la santé ? Mais l'expérience ne démontre-t-elle pas que le plus conforme à la nature est toujours le

pocrate n'a-t-il pas dit que l'Asiatique est né pour le despotisme, et l'Européen pour la gloire et la liberté?

Le gouvernement représentatif, les journaux, les tribunes, les discussions animées des salons et des lieux publics mettent en jeu tous les ressorts de la pensée; le sang doit affluer à la tête [1]; les apoplexies doivent être plus fréquentes à Londres et à Paris, qu'à Vienne et à Moscou.

Le séjour des grandes villes, le spectacle des vices et des passions attristent l'âme; la vie champêtre et

meilleur? Dans cet état, l'homme, libre de crainte, en respectant les lois, fort de leur protection, pourra poursuivre la carrière qu'il se sera tracée; et l'avenir pour lui sera doux et paisible. Le calme n'est-il pas le baume de l'existence? Mais, hélas! le repos est rarement un patrimoine; c'est le plus souvent la conquête de l'homme fort.

Si, dans tous les temps et dans tous les climats, les gouvernemens ont influé sur l'économie de notre système, combien cette grande vérité n'est-elle pas encore plus frappante à une époque où nous avons vu passer devant nous les événemens de trente siècles! Nous avons donc plus reçu, plus supporté de commotions, en faisant successivement l'essai de tous les régimes. Car, enfin, ne devons-nous pas reconnaître un grand développement des qualités intellectuelles résultant, 1° des révolutions qui ont mis tout en question; 2° d'une forme de gouvernement, où chacun s'associe aux grands intérêts nationaux; 3° de la grande impulsion qui a été imprimée aux sciences et aux arts?

1 Les causes dont nous parlons ont imprimé à tout l'organe cérébral et sensitif un surcroît remarquable d'activité et d'irritabilité. Lorsque les circonstances dont elles ont été accompagnées ont excité vivement les passions de l'âme, leur continuité a dû produire l'afflux du sang vers le cerveau : de là les apoplexies foudroyantes. C'est une observation qu'on a eu malheureusement trop d'occasions de faire chez les individus qui ont exercé des fonctions publiques.

le goût des jardins contribuent beaucoup à la durée de notre existence. Un air pur, une nourriture simple et frugale, les exercices du corps, l'ordre dans toutes les actions, le spectacle de la nature communiquent à l'âme du repos, de la sérénité et de la gaîté.

ooooooooo

En voulant donner à l'homme et à sa compagne une existence immortelle, où les plaça le Créateur? Dans un jardin. Qui n'a pas lu le délicieux épisode où Delille chante le bonheur du paisible vieillard bornant son ambition aux murs de son enclos?

ooooooooo

Toujours à la campagne on est moins pauvre de temps et d'argent; on y est plus riche par une vie active; on y économise deux trésors qui, dans le sein des villes populeuses, s'écoulent inaperçus.

ooooooooo

L'homme n'a pas été créé pour méditer sans cesse, mais pour travailler et agir. L'oisiveté le fatigue, l'inaction le rend malade.

ooooooooo

Une étroite sympathie existe entre le cerveau et l'estomac. Si la tête est trop fortement occupée, les digestions deviennent laborieuses et pénibles : combien de gens qui, après leurs repas, ne peuvent point se livrer à la lecture, même la plus superficielle! Malheur donc à celui qui ne veut plus exister que par la pensée, qui sacrifie tout aux travaux de l'esprit! Il court après la gloire, et, sans l'atteindre, souvent il perd la santé; son corps s'use, son génie s'éteint. A trente ans, Pascal croyait toujours voir un gouffre de feu sous ses pas: hommes de lettres, lisez et tremblez!

Que l'homme de bureau, le savant qui médite, le prêtre qui prie, la vierge du monastère, ne s'abusent pas sur les dangers d'une vie trop sédentaire! Les conseils de notre longue expérience pourront en diminuer les fâcheux effets.

1°. Que leur demeure soit aérée, leur nourriture légère et frugale.

2°. Que leur chambre soit à l'abri de l'humidité, et qu'aucun lien ne gêne les articulations.

3°. Que leurs méditations ou leurs prières n'excèdent pas une heure. Des mouvemens habituellement doux, et quelquefois rapides, devraient immédiatement leur succéder.

4°. Les spectacles, la musique, les chants, les plaisirs de la conversation reposent et soulagent la tête.

5°. Si les matinées sont consacrées au travail, abandonnez du moins le reste de la journée à des délassemens agréables.

6°. Promenez-vous après vos repas, et n'oubliez jamais que l'hypocondrie est fille de la solitude.

⊗⊗⊗⊗⊗⊗⊗⊗⊗

Le cerveau est le siége des organes qui produisent les qualités morales et les facultés intellectuelles. O vous dont l'existence n'est presque qu'intellectuelle, redoutez une érection permanente du cerveau; craignez les engorgemens de ces organes. Cette terrible maladie est plus facile à prévenir qu'à guérir.

⊗⊗⊗⊗⊗⊗⊗⊗⊗

Que de gens qui languissent d'une *vanité blessée*, d'une *prétention déçue*, d'une *ambition rentrée*, d'un *porte-feuille perdu*, d'une *excellence évanouie*, etc. etc.! Nous leur dirons : ne consultez pas Hippocrate, mais lisez Epictète.

⊗⊗⊗⊗⊗⊗⊗⊗⊗

La vanité blessée fit mourir Racine, rendit Pope hargneux, Virgile hypocondriaque; elle fit tomber Hogard en démence, et Swift en imbécillité; elle empoisonna les jours du Dominicain, assassina Winckelmann, et tua Fourcroy.

⊗⊗⊗⊗⊗⊗⊗⊗⊗

Les passions sont à la fois le mobile de nos actions et le fléau de la vie : la modération est celui de la force et de la sagesse.

Suivant les calculs d'un auteur moderne, la vie moyenne de chaque homme donne à peu près trois années de bonheur, encore sont-elles pour ainsi dire perdues dans soixante à quatre-vingts ans de misère, d'ennuis, de dégoûts et d'infirmités. Il n'y a de bon pour lui que le milieu de sa carrière, rempli de sollicitude et de travaux. Combien le bipède de Platon a de quoi s'enorgueillir !

La profession d'un homme est toujours une partie constitutive de son état hygiénique. Les professions engendrent des habitudes, et placent l'homme dans des conditions qui font partie de son existence.

Chaque profession doit suivre un régime particulier : il faut une nourriture solide à la main qui travaille ; il en faut une délicate et peu substantielle à la main qui écrit, à celle qui éternise sur la toile des traits passagers et chéris. Il faut une plus grande quantité de nourriture aux jeunes gens qu'aux hommes d'un moyen âge, et surtout aux vieillards. Les digestions sont d'autant plus actives que le corps prend plus d'accroissement.

Dans presque toutes les situations de la vie, l'exercice pris jusqu'à la provocation d'une légère sueur, les frictions [1] répétées jusqu'à ce que la peau rougisse, et les vêtemens qui facilitent la transpiration, produisent les plus heureux résultats.

ooooooooo

Combien d'engorgemens et d'embarras dans les viscères ne cèdent-ils pas à un exercice continu, aux secousses souvent répétées du cheval, de la voiture, à des jeux violens ou à des ouvrages de force?

ooooooooo

L'homme doit se mouvoir et souvent changer de place. « Quand je considère le physique de » l'homme, disait le grand Frédéric, je suis tenté » de croire que la nature nous a fait plutôt pour » l'état de postillon que pour celui de savant. »

ooooooooo

Buvez de la camomille en Hollande, car les refroidissemens y sont fréquens. Une boisson qui accélère la circulation, qui pousse vivement à la peau, est

1 Tissot recommandait aux gens de lettres de se frictionner le bas-ventre le matin en se levant : ce moyen ne leur suffit pas pour suppléer à la privation de l'exercice. Des frictions sur le bas-ventre peuvent provoquer l'urine, mais non les selles. Elles doivent surtout se faire sur la colonne vertébrale et sur les reins. L'essence éthérée mêlée avec l'huile d'amandes amères, réunit à un degré éminent tout ce qui tend à adoucir le tissu de la main qui frictionne, et à purifier, à embaumer le sang de la surface frictionnée. (*Voyez* notre Dissertation sur l'utilité des frictions journalières, imprimée dans la neuvième édition de *la Médecine sans le Médecin*, ou *Manuel de Santé*.)

dans ce pays froid et humide, une panacée presque universelle. Buvez-en aussi en France, et surtout à Paris, car beaucoup de maladies ont, plus qu'on ne pense, leur source dans les transpirations supprimées.

ⵙⵙⵙⵙⵙⵙⵙⵙⵙ

Combien la seule application des corps laineux sur la peau n'a-t-elle pas prévenu de maux, évité de dangers, arrêté de maladies dans leur marche trop rapide ?

ⵙⵙⵙⵙⵙⵙⵙⵙⵙ

Il est des exemples de longévité dans toutes les classes, dans tous les rangs, dans toutes les professions. Ceux qui ont ainsi prolongé leur existence ont souvent différé de mœurs, d'habitudes, de régime diététique; mais tous ont été d'accord sur un seul point : *c'est de se lever de bonne heure, et de respirer l'air embaumé du soleil levant.*

ⵙⵙⵙⵙⵙⵙⵙⵙⵙ

C'est moins la perfection d'une machine que l'emploi qu'on en fait qui détermine sa destruction ou sa durée. Des femmes délicates et débiles parviennent à un âge avancé, tandis que, dans la plénitude de leurs forces, des jeunes gens succombent sous les coups du mal.

ⵙⵙⵙⵙⵙⵙⵙⵙⵙ

N'ayez jamais d'indigestions, dit Sanctorius, *et vous ne serez jamais malade.* C'est ainsi que, malgré sa constitution faible et languissante, le fameux Vénitien Cornaro dépassa quatre-vingt-quinze ans. La vie est un trésor dans nos mains; il dépend de nous de le conserver ou de le dépenser vite.

ooooooooo

La nature elle-même, sans médecin, prescrit la diète aux malades, ou du moins elle leur fait préférer les alimens liquides aux solides, et parmi les premiers, les aqueux et les acidulés, à ceux qui ont d'autres qualités. Hippocrate a donc eu raison de dire que l'hygiène était née avant la médecine, puisque le premier des remèdes, c'est la diète.

ooooooooo

Barthez, tu t'es trompé, le principe vital n'est pas où tu l'as cherché; il paraît être bien plutôt dans le sang.

ooooooooo

Le sang, c'est l'âme, disent certains traducteurs de la Bible. Comment croire qu'un moyen de prolonger la vie est d'en détruire ou d'en affaiblir la source?

ooooooooo

Pourquoi à certaines époques a-t-on tant saigné? Pourquoi cette mode s'établit-elle après les grandes agitations politiques, sous Henri IV après les guerres civiles; dans la minorité de Louis XIV après les querelles de la Fronde? Aujourd'hui, après la tourmente des révolutions, les sangsues ne nous assaillissent-elles pas de toute part.

⊗⊗⊗⊗⊗⊗⊗⊗⊗

Le misérable délire de la transfusion du sang, prouve que l'on n'a pas toujours répandu le sang des hommes pour guérir les maladies. Si au 17e siècle on tortura de jeunes animaux pour puiser dans leur sang artériel les moyens de rendre la santé ou de prolonger l'existence, au 19e siècle ce sont aux hideuses et voraces sangsues [1], qui s'abreuvent du sang humain, que l'on confie le soin de *prolonger* nos souffrances et d'*abréger* notre vie.

⊗⊗⊗⊗⊗⊗⊗⊗⊗

La malpropreté est au corps ce que le vice est à l'âme; il est même, sous ce rapport, une étonnante connexité entre le physique et le moral. Par des règlemens sages et sévères, Cook rendit à la fois ses matelots propres et sains, tempérans et vertueux.

⊗⊗⊗⊗⊗⊗⊗⊗⊗

On mange et l'on dort beaucoup plus en hiver que dans toute autre saison; aussi doit-on, dans les pre-

1 *Voyez* notre brochure intitulée *Plus de Sangsues!* Prix : 1 fr. 50 c.

miers jours du printemps ; recourir aux moyens d'éviter la pléthore et employer les purgatifs. (*Voy*. les moyens indiqués dans la neuvième édition de *la Médecine sans le Médecin*, ou *Manuel de Santé*.)

∞∞∞∞∞∞∞∞∞

L'heure du sommeil n'est point indifférente. Vers le soir, un léger mouvement fébrile nous invite au repos. Celui qui, sourd à cette voix de la nature, ne se couche que le matin, en est puni par un sommeil agité, par des rêves pénibles. Voulez-vous que le repos soit *réellement réparateur*? ne l'ajournez jamais au lendemain.

∞∞∞∞∞∞∞∞∞

Nous ne vous dirons pas, *dormez peu* ou *dormez beaucoup* ; peu et beaucoup sont les fléaux de la santé. La nature, en créant l'ordre des nuits et des jours[1], nous a tracé le temps du sommeil et celui de la veille.

∞∞∞∞∞∞∞∞∞

L'antiquité superstitieuse cherchait à expliquer

1 Le *Journal des Débats*, dans son N° déjà cité, prétend que l'ordre des nuits et des jours n'est point une création. Eh! qu'est-ce donc? Si c'est la conséquence mathématique, comme il le dit, de la position des corps lumineux et opaques, cette conséquence n'est-elle pas l'effet de la création de ces corps, et l'effet d'une cause n'est-il pas toujours produit par la cause elle-même? Nous savons fort bien qu'il est des animaux qui dorment et veillent la nuit, mais nos aphorismes ne sont applicables qu'à l'homme, et quant aux animaux la nature les a soumis à des lois particulières desquelles nous ne nous sommes pas occupés.

les rêves ; c'était peut-être une tradition médicinale d'un temps plus antique encore. Nul doute que ceux qui nous tourmentent, qui nous offrent sans cesse des sujets bizarres, des objets menaçans, n'annoncent une digestion laborieuse, une compression dans le cerveau. Mangez moins alors, dormez sur un lit dur, la tête élevée et peu couverte ; buvez de l'eau fraîche en abondance, prenez un léger laxatif, et ces angoisses pourront disparaître.

ooooooooo

Tous les rêves n'annoncent pas une altération dans la santé. Le fameux Francklin a écrit un chapitre curieux sur les moyens de s'en procurer d'agréables. Grâces à lui, l'amant peut être heureux, le chasseur atteindre sa proie, le gastronome savourer le tokai, la jeune fille voler à l'autel de l'hyménée, la coquette surannée recouvrer ses appas, l'homme de lettres entendre les applaudissemens d'un public enivré.

ooooooooo

Ne cherchons pas à expliquer les rêves ; Cabanis et Buffon l'ont vainement tenté.

ooooooooo

Il semble que l'habitant de la campagne, que fortifient un exercice journalier et une nourriture abondante et saine, devrait vivre plus long-temps. Mais quelle triste compensation dans les logemens bas et humides, dans les fumiers en putréfaction et les mares d'eau pourries qui les entourent ! Combien de villages situés au milieu de marécages qui exhalent la mort, au sein de forêts de haute-futaie, qui empêchent toute circulation de l'air! Combien d'habitans qui n'ont pour toute boisson qu'une eau sale, savonneuse ou saumâtre !

ooooooooo

A l'époque où nous vivons, la mortalité générale annuelle dans Paris n'est que d'un habitant sur trente-deux, tandis qu'au dix-septième siècle elle était d'un sur vingt-cinq ou vingt-six, et au quatorzième, d'un sur seize ou dix-sept. La statistique mortuaire dans les départemens est à peu près dans la même proportion.

ooooooooo

L'existence ne se prolonge que par les mœurs, l'aisance et les nécessités satisfaites d'une vie bien ordonnée. Dans les quarante-trois départemens méridionaux de la France, où l'instruction est le moins répandue, où l'intempérance et la licence des mœurs sont très-communes, on observe que la longueur de la vie moyenne n'est que de trente-huit ans, neuf mois; et que, dans les quarante-trois autres départemens du Nord, en général plus éclairés, elle est au contraire de quarante ans, cinq mois et six jours.

Une grande révolution d'économie sociale et hygiénique se trouve confirmée par cet aperçu statistique. Dans les trois arrondissemens de Paris, faubourgs Saint-Honoré, Saint-Germain, les Tuileries, le Palais-Royal, la Chaussée d'Antin, où les moyens d'instruction sont mieux combinés, où l'alimentation est mieux entendue, où tous les moyens hygiéniques sont mieux employés, l'existence se prolonge de quarante-trois à quarante-sept ans; et, dans les faubourgs Saint-Antoine, Saint-Jacques, Saint-Marceau, la Cité, etc., etc., elle ne se soutient qu'entre vingt-quatre et vingt-cinq ans.

Éteindre ou obscurcir sur la terre le flambeau de l'intelligence, est un sûr moyen de livrer le peuple aux inconvéniens de la misère et de la dépravation; son ignorance, son abrutissement, en l'enlevant aux douceurs d'une vie sociale et tempérante, sont loin d'offrir des gages de sécurité aux gouveruemens.

On ne peut éviter la mort, mais il est facile de reculer les bornes de la vie. Il vaut mieux empêcher le mal que de le guérir. Aimer la vie sans craindre la mort, telle est la maxime du sage.

La mort ne frappe pas aussi souvent à la porte du riche qu'à celle du pauvre. Parcourez les registres de mortalité, et vous y verrez qu'on vit moins[1] dans le 3e et le 12e arrondissement, que dans le faubourg Saint-Germain et la Chaussée-d'Antin.

Paracelse, qui portait au pommeau de son épée une panacée contre la mort, fut frappé à quarante ans. La panacée universelle est d'user de tout avec modération.

La civilisation a été favorable à la vigueur physique puisqu'elle ajoute à la force des hommes naturellement robustes. Elle donne la vie et la santé non seulement à des milliers d'êtres vigoureux qu'elle fait croître, mais encore à cette multitude de frêles existences qu'elle conserve.

1 Le *Journal des Débats*, dans son numéro déjà cité, d'après les recherches statistiques sur la ville de Paris, prétend que ni la grandeur, ni la petitesse de l'espace, ni le nombre des habitans, la direction des rues, l'éloignement ou le rapprochement de la rivière, l'exhaussement ou l'abaissement du sol n'influent sur la mortalité relative dans les différens quartiers de la capitale, et, pour s'appuyer d'un exemple, il cite les quartiers Saint-Antoine, de Popincourt, du Jardin des Plantes et de l'Observatoire, dans lesquels le nombre des morts surpasse de près d'un quart celui des rues Saint-Martin, des Lombards et du Temple. Eh! d'où provient cette différence, si ce n'est que ces derniers quartiers renferment un plus grand nombre d'habitans aisés que les premiers? Prenant une nourriture plus saine, étant plus attentifs aux soins de la propreté et moins exposés aux inconvéniens des logemens incommodes, ils devaient mieux se porter et vivre plus long-temps.

Craindre la mort, c'est ne jamais jouir, c'est toujours mourir. Il est plus affreux de l'appréhender sans cesse que de la recevoir.

Repoussez surtout les idées sombres et mélancoliques. La douce et consolante Espérance est le vrai chemin du bonheur et de la santé.

Si la mortalité est moins grande dans la classe des ouvriers qui peuvent suffire à leurs besoins par un travail continuel, elle est effrayante dans celle des artisans inoccupés. Il meurt par année un quinzième de ces individus. Habitant des maisons basses et humides, peu aérées, privées de la lumière, situées dans des rues sales et étroites, au centre des grandes villes, accablés de travaux fatigans, mal nourris, subissant tous les inconvéniens de la malpropreté, abusant enfin de liqueurs spiritueuses pour s'étourdir sur une aussi douloureuse situation, ils donnent le jour à de nombreux enfans allaités par de mauvaises nourrices, et, bientôt abandonnés à eux-mêmes, ils tombent dans le marasme : les deux tiers de ces infortunés ne parviennent presque jamais à l'âge de deux ans.

⁂

L'humanité n'a pas en vain réclamé un nouveau régime des prisons [1]. L'oisiveté, l'ennui, les privations ne doublent-ils pas le poids déjà si accablant des chagrins, des craintes et des remords? *pourtant tous les détenus ne sont pas coupables.*

⁂

La mort, a-t-on dit, frappe indistinctement le riche et le pauvre, mais dans quelle effrayante disproportion! Le premier ne doit le plus souvent les maladies qui abrégent ou tourmentent son existence, qu'au déchirement intérieur de ses passions non satisfaites, à la soif inextinguible des honneurs, des richesses, des plaisirs, à l'abus de tout ce qui devait le rendre

1 Où la mortalité est-elle la plus effrayante? c'est dans les lieux de détention : tout être privé de sa liberté, qui languit dans l'esclavage, ne parcourt, terme moyen, que le quart de sa carrière. Les prisonniers, accablés de chagrins, de remords, de craintes, de privations et d'ennui, et qui ne se livrent qu'à des réflexions tristes, souffrent d'une manière horrible, d'après les calculs faits par le docteur Villermé, et lus à la séance de l'Académie des Sciences, le 29 novembre 1824. Il prétend qu'une année de détention équivaut, terme moyen, à la privation de vingt années de vie. Et ce qui paraîtra encore plus effrayant, c'est que, d'après le même mémoire, il meurt au dépôt de mendicité de Saint-Denis un individu sur quatre par année. Ce nombre ne peut nullement paraître exagéré à quiconque connaîtra la conduite sévère observée envers les prisonniers, leur mode d'existence, leur régime, etc., et souvent les lieux insalubres dans lesquels ils sont renfermés. Nous apprenons néanmoins que des améliorations se préparent, qu'elles s'exécuteront, et que ces vices n'ont pas été indiqués en vain par M. Appert à une administration éclairée.

heureux. Le pauvre, au contraire, flétri par la misère, par le travail, sans cesse exposé à des influences délétères qu'il ne peut éviter, privé du nécessaire lorsque l'homme opulent est accablé du superflu, succombe, sans pouvoir opposer à la mort que des larmes inutiles.

●●●●●●●●●

Pour prolonger sa vie ou recouvrer la santé, le riche met tout à contribution; l'or est répandu, et les soins les plus attentifs lui sont donnés; des précautions extraordinaires sont prises pour saisir la moindre chance favorable; on satisfait tous ses désirs, ses besoins, ses caprices; on lui prodigue tous les secours. Ce n'est pas avec insouciance que les médecins méditent à son chevet, mais leur science est inutile, la mort a compté les jours, les heures du malade, celle de la destruction vient de sonner; honneurs, richesses, vous ne pouvez l'empêcher de frapper.

●●●●●●●●●

Le pauvre, presque toujours abandonné, ne reçoit de secours et de consolations que de ceux qu'inspirent la compassion et la pitié; il manque de tout, il ne lui reste même pas l'espérance. Le médecin, si long-temps attendu, si ardemment désiré, ne fait que paraître dans l'affreux réduit où le moribond désire la mort comme un bienfait, et l'appelle pour mettre un terme à sa trop longue et douloureuse agonie.

⚬⚬⚬⚬⚬⚬⚬⚬⚬

Ce sont surtout les peines morales que le vieillard doit éviter soigneusement. Dans la jeunesse, les passions nous entraînent; dans l'âge mûr, l'ambition, les affaires, les plaisirs nous distraient; mais dans la vieillesse les illusions du passé sont évanouies, les infirmités du présent trop réelles, et les craintes de la mort remplissent l'avenir. Le chagrin, les regrets sont pour le vieillard le vautour de Prométhée.

⚬⚬⚬⚬⚬⚬⚬⚬⚬

Puisqu'on ne peut éviter la mort, que des regrets tardifs, inutiles, ne s'échappent point de nos lèvres glacées au moment de terminer le dernier voyage. Adoucissons au contraire les adieux déchirans du départ; cachons sous des fleurs la pâleur de nos fronts déjà couverts d'une sueur mortelle, et, sachant mourir en sage, que la fin de notre vie ressemble au soir d'un beau jour.

⚬⚬⚬⚬⚬⚬⚬⚬⚬

La prolongation de la vie humaine est donc proportionnée à la modération des actes et des passions de l'homme. Tempérance, propreté, exercice fréquent, sobriété, gaîté, respiration d'un air pur, quelques voyages, séjour à la campagne, abstinence de liqueurs spiritueuses, modération en travaux, en nourriture, en plaisirs, en repos; point de colère, elle n'est bonne à rien; réserve dans l'usage des médicamens pharmaceutiques internes, et surtout la paix du cœur, tels sont les moyens de vivre plus long-temps. Faites, s'il est possible, votre ami d'un médecin philantrope, et pour chirurgien, choisissez toujours le plus habile.

Nous terminons ces règles générales. Leurs applications aux variétés des tempéramens, aux sexes, aux âges, aux professions, aux circonstances de la vie, leurs modifications selon les climats, les régions, les habitudes nationales, les sociétés, leurs principes diversifiés suivant la nature et le genre d'utilité des choses qui composent la matière de l'hygiène, donnent naissance aux règles spéciales indiquées dans le cours que nous avons professé; leur réunion et leur rapprochement prendraient une étendue dont la simple esquisse excéderait les bornes prescrites dans cet opuscule.

LE NORMANT FILS, IMPRIMEUR DU ROI, RUE DE SEINE.

DISSERTATION

SUR L'UTILITÉ

DES FRICTIONS JOURNALIÈRES.

> Percurrit agili corpus arte tractatrix,
> Manumque doctam spargit omnibus membris.
>
> MART.

PERFECTIONNER de jour en jour dans les arts, comme dans les sciences médicales, telle est la prérogative inhérente à l'époque actuelle; telle est aussi la source des découvertes utiles à l'humanité. La soumission du raisonnement à l'observation fait le caractère de la science moderne. Jusqu'à ce jour, l'emploi des frictions, cette branche importante de l'art de guérir, semble avoir été négligé. Un très-petit nombre de médecins habiles avaient employé ce mode de préservation ou de curation. Les anciens faisaient un usage fréquent de frictions.

On trouve le passage suivant dans le livre d'Hippocrate: *De articulis, multarum rerum peritum esse medicum expedit et non minùs frictionis*. Ce père de la médecine employa plusieurs fois les frictions médicamenteuses dans le traitement des maladies des femmes, surtout pour irriter la menstruation trop languissante.

L'utilité des frictions, comme moyen prophylactique, laisse entrevoir tout l'avantage qu'on peut en retirer dans le traitement de quelques maladies. Du temps de Galien, on les employait contre les fièvres intermittentes. Un de leurs principaux effets est de rompre le spasme et la concentration des forces sur l'épigastre.

Nous savons que les médicamens employés en frictions agissent tantôt par absorption, tantôt par sympathie, peut-être en même temps par ces deux modes.

Lorsque des scrutateurs infatigables des secrets de la nature enrichirent l'art de guérir, dans le commencement de ce siècle, d'un grand nombre de faits nouveaux, les médecins se familiarisèrent avec la méthode iatraleptique. Spallanzani fit beaucoup d'expériences sur le suc gastrique, et lui attribua de grandes propriétés médicales. Ballerini, Salmon, Botta, Tourdes, confirmèrent, par leurs expériences, les effets de cette méthode, et MM. Alibert, Pinel et Duméril, chargés de les répéter, reconnurent l'action purgative, diurétique et fébrifuge de plusieurs médicamens appliqués à l'extérieur.

Personne n'a fait autant d'expériences sur les propriétés des frictions médicamenteuses que le docteur Chrestien de Montpellier. Il les a opposées à un grand nombre de maladies, et presque toujours avec le plus grand succès.

Ce célèbre médecin de Montpellier a obtenu, dit-il, des effets admirables d'une Essence antispasmodique, chez une jeune fille atteinte d'une fièvre pernicieuse, liée à une suppression de menstrues. Des frictions avec cette Essence, sur la partie interne des cuisses, sur l'abdomen, rappelèrent le flux périodique, et guérirent la fièvre très-rapidement.

Les frictions ont été souvent utiles pour les rhumatismes : elles calment les douleurs, rétablissent la transpiration, modèrent la violence des attaques, écartent l'insomnie, régularisent la circulation, dégagent les articulations, et augmentent la chaleur générale.

Les hypocondriaques, les mélancoliques se portent mieux, en usant de frictions qui leur rendent l'hilarité si utile à la santé, en fortifiant le tissu des organes.

Le docteur Dufour, membre de notre bureau de Consultations médicales, a observé que M........, âgé de cinquante-quatre ans, d'un tempérament bilieux, éprouvait depuis long-temps de fréquentes attaques de lombago, compliqué de rétention d'urine, et qui développait les symptômes les plus graves. Le malade était atteint depuis long-temps d'une douleur sciatique qui avait causé la claudication. Lorsque ce médecin fut appelé auprès de lui, celui-ci ressentait le long du rachis une douleur vive qui se propageait dans la cavité abdominale, et se faisait surtout sentir dans la région de la vessie. L'abdomen était douloureux, les urines ne coulaient que goutte à goutte, un vomissement violent avait lieu; le pouls était faible; le visage décomposé; les yeux avaient perdu leur éclat, la chaleur avait disparu des extrémités; divers antispasmodiques à l'intérieur, les émolliens sur le ventre n'eurent aucun effet. Le vomissement cessa, mais fut remplacé par un hoquet insupportable. Ce médecin fit frictionner pendant la nuit, avec une dose suffisante de l'essence dont nous allons parler, mêlée avec une eau savonneuse chaude, l'abdomen et la partie interne des cuisses. Peu de temps après la première friction, les urines coulèrent avec plus de facilité, et la douleur fut moins vive. Deux nouvelles frictions augmentèrent beaucoup cette amélioration, et le malade dormit après la quatrième. Bientôt le malade fut délivré de tous ses maux.

Plusieurs observations prouvent que des céphalalgies violentes, des sciatiques rebelles, des douleurs rhumatismales opiniâtres, situées en différentes parties du corps, ont été guéries par des frictions sur la peau avec cette même Essence. Les effets ont été manifestes, et ne peuvent être révoqués en doute dans une affection cardialgique qu'éprouvait un jeune homme de trente ans, d'un tempérament bilieux, qui éprouvait depuis vingt jours une cardialgie qui lui laissait peu de momens exempts de souffrances : la même essence n'a pas eu moins de succès dans une maladie nerveuse convulsive avec perte de connaissance. Une demoiselle de vingt-deux ans, d'un tempérament pléthorique, d'une constitution forte, est atteinte d'une maladie nerveuse, qui présente quelque analogie avec l'épilepsie, et liée avec une irrégularité très-ancienne des menstrues causée par une vive frayeur. Des frictions avec cette essence rétablissent le calme dans le système nerveux. De nouvelles affections morales rappellent la maladie, et le même traitement réussit encore en stimulant les appareils organiques.

Nous avons fait cesser, par ces frictions antispasmodiques, une ischurie sympathique. Une dame d'environ cinquante ans, arrivée à l'époque critique, d'un tempérament lymphatique bilieux, ayant le système nerveux d'une sensibilité extraordinaire, éprouva une strangurie dans le cours d'une maladie gastrique. Des frictions furent faites sur la colonne vertébrale et sur les reins : deux suffirent pour enlever toute sensation douloureuse. Les mêmes frictions sur le bas-ventre ont fait cesser plusieurs fois des coliques qui avaient résisté aux remèdes internes appropriés en pareil cas. L'hypocondrie et la mélancolie ont disparu.

La méthode iatraleptique offre des ressources très-variées aux pratriciens ; c'est une terre encore peu défrichée, et qui promet les plus beaux fruits.

Un établissement mieux organisé que celui de Vienne en Autriche manquait à la capitale ; ce sera donc rue d'Antin, n° 10, que les frictions médicamenteuses seront administrées avec le plus grand succès.

Cette méthode, branche essentielle de la thérapeutique, réussit souvent entre des mains habiles. L'estomac de beaucoup de malades se familiarise tellement avec les médicamens, que les plus énergiques d'entre eux perdent toute leur action ; alors les frictions les remplacent avec beaucoup d'avantage. Certaines idiosyncrasies défendent l'usage intérieur de quelques médicamens; ainsi on a vu des individus ne pouvoir supporter l'opium, à la plus faible dose, et cependant ce narcotique, employé à l'extérieur, produisoit chez eux les meilleurs effets. Les frictions médicamenteuses méritent la préférence sur les méthodes ordinaires dans la plupart des maladies des systèmes lymphatique et cellulaire.

Cette méthode a ajouté au domaine de la thérapeutique; elle a obtenu, dans plusieurs cas, des succès non contestés; elle en promet beaucoup, et les médecins qui ont soutenu sa cause, la plupart avec autant de talent que de zèle, sont dignes des plus grands éloges. Le célèbre Corvisart a employé souvent avec le plus grand succès la percussion frictionnante pour soulager les maladies organiques du cœur et de la poitrine; ce praticien recommandable en a fait usage dans les engorgemens du foie et des viscères du bas-ventre. Il les a employées pendant les convalescences pour tonifier les organes et relever les forces abattues. « Cette action tonique extérieure est souvent préférable, disait-il, au vin de Bordeaux ou de Malaga, qui n'agissent dans l'estomac que d'une manière sympathique sur l'organisme. »

L'utilité des frictions, les indications importantes qu'elles remplissent, les font considérer par les modernes comme une des ressources les plus précieuses de l'art de guérir. Tous les auteurs s'accordent à dire que l'emploi des frictions détermine, dans l'économie animale, un changement accompagné des plus agréables sensations, et dont difficilement on se ferait une idée. La peau devient plus douce et plus flexible, et ressent un bien-être qui donne à l'existence un charme tout nouveau. A la fatigue que l'on éprouvait succède un sentiment de légèreté qui rend propre à tous les exercices du corps; les muscles, rendus à leur contractibilité naturelle, agissent avec plus d'énergie et plus de facilité : on croirait que le sang coule plus largement dans les vaisseaux qui le contiennent ; les forces physiques éprouvent des changemens salutaires ; les fonctions du cerveau, qui sont si souvent modifiées par celles-ci, présentent bientôt un surcroît d'activité remarquable ; l'imagination se développe, le tableau riant des plaisirs se retrace sous un jour plus voluptueux et sous des couleurs plus vives. Il y a augmentation de l'exhalation habituelle à la surface de la membrane éminemment vasculaire ou nerveuse dont toutes nos parties sont revêtues. Ses effets ne sont pas moins remarquables sur les organes de la locomotion ; nous ne saurions douter que les maladies ne soient singulièrement modifiées par l'usage de cette Essence en frictions, puisque les fonctions de la vie peuvent l'être en état de santé.

Les auteurs de l'article *Bain* du Dictionnaire des Sciences médicales, pensent même que l'usage de cette pratique est une des causes de l'absence de la goutte chez les Orientaux. La théorie nous conduirait sans doute à penser qu'il pourrait parfaitement convenir dans les maladies qui ont leur siége dans des organes sur lesquels son influence est directe : ainsi les dartres, l'éléphantiasis des Grecs et des Arabes, les différens engorgemens chroniques de la peau et des tissus cellulaires subjacens, le rhumatisme chronique, les contractions spasmodiques des muscles, et peut-être le tétanos, la paralysie qui n'a pas sa source dans une lésion cérébrale, la goutte, la faiblesse ou la roideur des articulations, la fausse ankilose, le rachitisme, pourraient non seulement être modifiés par les frictions, mais encore être guéris lorsque l'on choisirait pour son emploi des circonstances opportunes.

LA MÉDECINE

SANS LE MÉDECIN,

OU

MANUEL DE SANTÉ,

Utile ouvrage, destiné à soulager les infirmités, à prévenir les maladies aiguës, à guérir les maladies chroniques sans le secours d'une main étrangère.

PAR AUDIN-ROUVIÈRE,

Médecin consultant, ancien Professeur d'Hygiène au Lycée de Paris, Membre du Bureau des Consultations médicales.

NEUVIÈME ÉDITION,

ENEIÈREMENT REFONDUE ET CONSIDÉRABLEMENT AUGMENTÉE.

Un volume in-8° de 580 pages, avec portrait et gravure.

Prix : broché 6 fr., ou 7 fr. relié.

SE VEND chez l'Auteur, rue d'Antin, n° 10, ainsi que la brochure intitulée *Plus de Sangsues!* Prix : 1 fr. 50 cent.

> Les malades, *dit* HIPPOCRATE, guérissent quelquefois sans médecin, mais ils ne guérissent pas pour cela sans médecine.
>
> *Dict. des Sciences Méd.*

Cet ouvrage contient les chapitres suivans :

CHAPITRE PREMIER.

Double organisation de l'homme. — Description de l'estomac. — De la digestion. — Du siége probable des maladies. — Du principe morbifique des humeurs.

CHAPITRE II.

Du sang. — Des sangsues; démonstration de l'abus trop fréquent de leur usage. — Des tempéramens en général et en particulier.

CHAPITRE III.

Embarras des premières voies. — Aigreurs d'estomac. — De la bile et des maladies bilieuses. — Pléthore. — Des vents et des flatuosités. — Indigestions. — Le foie; maladies de cet organe. — Engorgemens. — Obstructions. — Ictère ou jaunisse. — Des glaires. — Superpurgation.

CHAPITRE IV.

Constipation. — Clystères ou lavemens. — Coliques. — Mélancolie. — Hypocondrie. — Hydropisie.

CHAPITRE V.

Asthme. — Pituite. — Aphthes. — Rhume. — Catarrhe pulmonaire. — Cautère. — Eblouissement. — Etourdissemens. — Evanouissement. — Migraine. — Maux de tête. — Eternuement. — Apoplexie. — Hémiplégie. — Paralysie.

CHAPITRE VI.

Rhumatisme. — Goutte. — Clous ou furoncles. — Dartres. — Ophthalmie ou mal d'yeux. — De la fièvre. — Fébrifuges.

CHAPITRE VII.

Maladies des femmes. — De la menstruation, ou âge nubile. — Fleurs blanches ou leucorrhée. — Maladies laiteuses. — Age critique des femmes. — Conseils pour la conservation de leur santé.

CHAPITRE VIII.

Maladies des enfans. — De la dentition. — Vers. — Vermifuges. — Maladies vermineuses. — Indigestions des enfans. — Coqueluche. — Ecrouelles ou scrofules. — Maladies cutanées des enfans.

CHAPITRE IX.

Santé des employés. — Maladies auxquelles les expose le travail du bureau.

CHAPITRE X.

Du sommeil. — Des songes. — Des rêves. — Cauchemar. — Surdité. — Vieillesse. — Conseils hygiéniques aux vieillards.

CHAPITRE XI.

Douleurs. — Maladies syphilitiques. — Maladies des cuisiniers et des cuisinières.

CHAPITRE XII.

Convalescence. — Manière détaillée d'employer une méthode purgative perfectionnée.

CHAPITRE XIII.

Préceptes généraux d'hygiène pour conserver la santé et pour prolonger la vie, extraits du cours professé par l'auteur de cet ouvrage au Lycée de Paris. — Salubrité du régime. — Maximes aphoristiques.

CHAPITRE DERNIER.

Chronique médicale de Paris; son ancienneté; son origine. Le charlatanisme moins fréquent chez les médecins des départemens. Supériorité de la chirurgie sur la médecine.

N. B. L'Éditeur ne craint pas de dire que cette neuvième édition confirme le succès, aussi prodigieux que justement mérité, d'un ouvrage utile à toutes les classes de la société, dont vingt-deux mille exemplaires des éditions antérieures à celle-ci ont eté vendus dans l'année.

www.ingramcontent.com/pod-product-compliance
Ingram Content Group UK Ltd.
Pitfield, Milton Keynes, MK11 3LW, UK
UKHW012104240726
13965UKWH00004B/1533

9 782012 958371